# ÉTUDE

## HISTORIQUE ET CRITIQUE

### sur

## LES FONCTIONS ET LES MALADIES

# DU PANCRÉAS.

PARIS. — RIGNOUX, IMPRIMEUR DE LA FACULTÉ DE MÉDECINE,
rue Monsieur-le-Prince, 31.

# ÉTUDE

## HISTORIQUE ET CRITIQUE

SUR

## LES FONCTIONS ET LES MALADIES

# DU PANCRÉAS,

**Par D. MOYSE,**

Docteur en Médecine de la Faculté de Paris.

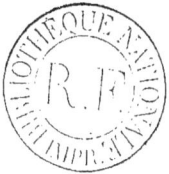

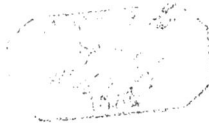

PARIS.

L. LECLERC, LIBRAIRE,

rue de l'École-de-Médecine, 14.

—

**1852**

# ÉTUDE HISTORIQUE ET CRITIQUE

SUR

# LES FONCTIONS ET LES MALADIES
# DU PANCRÉAS.

*Suum cuique.*

Récemment encore, les notions que la science possédait sur les usages du pancréas étaient si vagues, si obscures, qu'il était impossible d'y recueillir, de puiser dans ces matériaux insuffisants les éléments convenables d'un mémoire intéressant.

Mais, depuis quelques années, des travaux d'anatomie et de physiologie de la plus haute importance ont surgi; ils se sont accumulés sur cet organe si longtemps négligé, ils ont dévoilé ses fonctions si longtemps inconnues.

Or, quand autour d'un sujet nouveau se groupent tant d'éléments de sources si diverses, n'est-il pas nécessaire de les présenter avec un certain ensemble, de les coordonner? N'est-il pas intéressant de comparer le texte même des auteurs que l'on consulte avec leurs expériences que l'on répète?

Et l'histoire surtout, l'histoire qui permet de suivre pas à pas la marche des idées hypothétiques ou spéculatives sur un organe dont les fonctions sont inconnues, et qui nous montre quand la science possède incontestablement une explication vraie, comment l'anatomie, la physiologie, la pathologie, ont leur relation, se complètent l'une par l'autre. L'histoire permet en même temps de faire ressortir avec exactitude le mérite qui revient à chacun dans cette série d'efforts.

Tels sont les différents points de vue sous lesquels je me suis proposé d'envisager mon sujet.

Mon travail se trouve naturellement divisé en deux parties :

1° *Partie physiologique*,

2° *Partie pathologique* ;

Puis l'étude de la *texture du pancréas*, que je renverrai à l'explication des planches.

# PARTIE PHYSIOLOGIQUE.

## HISTORIQUE.

Je ne veux pas faire un historique complet, rapporter tout ce qui a été écrit et pensé sur le pancréas, car il faut dire que pour cet organe surtout on a vu se multiplier les remarques et commentaires d'auteurs qui, au lieu d'expérimenter, développent leurs élucubrations sur les expériences des autres. C'est un vaste champ d'hypothèses où chacun glissait une idée, émettait une opinion dépourvue de preuves démonstratives, ou ne s'appuyant que sur des expériences incomplètes ou fautives. Personne n'était d'accord, les plus consciencieux seuls avouaient simplement leur ignorance.

Mais, avant d'arriver aux faits nouveaux, qui sont les plus intéressants à connaître, je veux jeter un coup d'œil rapide sur les travaux antérieurs, préciser, autant que possible, l'état de la question, et résumer l'opinion des physiologistes qui, les uns à diverses époques, ont mêlé à leurs travaux personnels l'histoire des faits admis par leurs devanciers.

Bernhard Swalve (1), en parlant du suc pancréatique, dit : « Lac-«teus ergo inde candor manat subitque venas, fæculentia omnis «abscidit, etc.

«Sic crassior, viscidior, cineritior rudiori cæcum mixtura pollutus «qui exit pyloro chylus, fluidior et albicantior hoc exercitio evadit.

---

(1) *Pancreatis et succi ex eo profluentis commentum succinctum*, p. 112; Amsterdam, 1668.

« Aperta in cane vivo ventriculi ac intestinorum continuitas diversi-
« tatem oculis exibit. »

M. Bérard rappelle, sans commentaire et sans critique, ce qu'on
disait au siècle dernier (*Cours de physiologie*, t. 2, p. 407) : mo-
dérer l'activité, diminuer l'acrimonie, la viscosité de la bile; le
pancréas est très-grand chez le crocodile, dont la bile est très-âcre.
Entretenir en bon état les orifices des vaisseaux chylifères; exercer
une action dissolvante sur les aliments, d'où la nécessité d'un grand
pancréas chez les animaux qui boivent peu, la sécheresse des selles
chez un individu dont le pancréas était comprimé par un squirrhe,
et chez les chiens auxquels Brunner avait extirpé cet organe.

Ces opinions sont puisées dans Haller (1), qui peut être considéré
comme représentant toutes les opinions des anciens jusqu'à lui, et
qui pourtant a oublié de citer celui qui méritait le mieux de l'être,
Swalve.

Haller, du reste, termine par cette phrase, si souvent répétée :
*Plura possunt esse officia liquoris nondum satis noti* (2).

Depuis Haller, les auteurs qui se sont occupés du pancréas disent,
sans s'exprimer sur les usages du suc pancréatique, qu'ils le considèrent comme donnant un fluide complétement analogue à la salive.
Cette opinion appartient à MM. Leuret et Lassaigne (3).

MM. Tiedemann et Gmelin (4) croient le suc pancréatique riche en
matériaux azotés, et contribuant à animaliser les matières alimentaires, à favoriser leur assimilation.

M. Bécourt (5) : il imprègne les matières qui arrivent dans le duodénum; il pénètre la masse chymeuse, la fluidifie, et facilite vrai-

---

(1) Haller, *Elem. physiologiæ corporis humani*, t. 6, p. 453; 1757.

(2) Haller, id., t. 6, p. 453.

(3) *Recherches sur la digestion*, t. 2, p. 106; 1825.

(4) *Recherches expérim. sur la digestion*, t. 1, p. 389 et 397; 1827.

(5) Thèse de Strasbourg, 1830, p. 31.

semblablement la séparation de la partie chyleuse avec la partie excrémentitielle en précipitant ce qui n'est pas nutritif.

M. Magendie reproduit à peu près la phrase de Haller : Les usages du pancréas sont inconnus (1).

Éberlé dit (2) : Un pancréas de veau est mis dans une bouteille avec une solution modérément concentrée de deux parties d'acétate de soude, un peu d'acétate de potasse, puis on place le mélange à 32° Réaumur, on y ajoute de l'eau, on filtre.

Il prépare de même le suc pancréatique de chien, de bœuf en faisant sécher l'organe, en le traitant de la même façon et en y ajoutant quelquefois de sa propre salive (3).

Voilà ses propriétés :

Quand ce suc pancréatique est mis en contact avec le chyme, il détermine la précipitation d'une certaine quantité de caséine. Par son mélange avec la bile, il produit une effervescence, des bulles d'air se dégagent; pour lui, c'est de l'acide carbonique. Avec de l'amidon, il se fait du sucre. La gélatine se trouve transformée en albumine (4).

Enfin du suc pancréatique fut mis en contact avec un peu d'huile ; le mélange, dit Éberlé, prit un aspect d'émulsion incomplète, car plusieurs gouttes d'huile n'avaient pas perdu de leur clarté, de leur transparence. Par le repos, il se séparait de l'huile à la surface, mais cette huile était trouble et blanchâtre ; de sorte qu'on peut admettre que le suc pancréatique a la propriété de réduire la graisse. On voit que, selon cet auteur, le suc pancréatique a bien des propriétés. A laquelle s'arrête-t-il? C'est ce qu'on ne peut trouver dans son ouvrage.

---

(1) *Précis élém. de phys.*, t. 11 ; 1832.

(2) *Physiologie des Verdauung,* p. **226**; Vurtzbourg, 1834.

(3) Loc. cit., p. 235.

(4) Loc. cit., p. 247.

2

MM. Bouchardat et Sandras (1), dans un mémoire sur les fonctions du pancréas, signalent dans les liquides intestinaux, comme M. Mialhe l'avait fait pour la salive, l'existence d'un principe qui agit sur la fécule à la manière de la diastase. C'est le suc pancréatique qui contient ce principe.

M. Blondlot (2), s'étant procuré trois ou quatre grammes de suc pancréatique chez le chien, et l'ayant étendu de son volume d'eau, l'a soumis à l'action d'un courant électrique. Aucune coagulation n'ayant eu lieu, il conclut que le suc pancréatique ne renferme pas plus d'albumine que la salive à laquelle il ressemble, du reste, sous tous les rapports.

Valentin (3), dans son grand *Traité de physiologie,* résume tous les auteurs modernes ; il confirme encore la similitude qu'on a voulu établir entre le pancréas et les glandes salivaires, en disant que le suc pancréatique a la propriété de transformer l'amidon en sucre, ainsi que Leuch l'avait découvert en 1834 pour la salive.

Budge (4), en 1848, reproduit encore la phrase de Haller : *Seine Function ist unbekannt* ( sa fonction est inconnue ).

A part la phrase vraie, lancée au hasard peut-être par Bernhard Swalve, puisqu'il n'en est rien resté dans la science, puisque de tous les auteurs que je cite, personne ne le nomme, comme il arrive de tous les faits qu'on laisse isolés, sans cette liaison les uns avec les autres, qui leur donne toute leur valeur; et les travaux insignifiants d'Éberlé, il résulte qu'en 1848, la science ne savait rien encore. Trois opinions, bien contradictoires, bien différentes, étaient en face. Les uns, MM. Leuret et Lassaigne, Valentin, Bouchardat et Sandras, etc., admettent l'identité complète du suc pancréatique et

(1) *Comptes rendus des séances de l'Académie des sciences,* t. 20, p. 957; 1845.
(2) *Traité de la digestion,* p. 125; 1846.
(3) *Physiologie des Menchen;* 1847.
(4) *Memoranda der spezielen Physiologie des Menchen.*

de la salive. MM. Tiedemann et Gmelin la nient ; Haller, MM. Magendie et Budge avouent que ses fonctions sont inconnues.

La question restait indécise, promenée d'un camp à l'autre, quand en 1849, M. Bernard publia un mémoire intitulé, *Recherches sur les usages du suc pancréatique dans la digestion.* M. Bernard a fixé définitivement et d'une manière positive les fonctions du pancréas, en montrant par des expériences nombreuses et variées que le fluide pancréatique diffère essentiellement des sécrétions salivaires, et qu'il est destiné spécialement à opérer la digestion des matières grasses neutres (1).

Les recherches de M. Bernard ont été sanctionnées par l'Académie ; elle lui a donné le prix de physiologie pour sa découverte des fonctions du pancréas. Je cite aussi un extrait du rapport fait à l'Académie par MM. Magendie, Milne-Edwards, commissaires, et M. Dumas, rapporteur (2) :

« Les recherches récentes de MM. Bouchardat et Sandras, Mialhe, Baresville et Bernard, ont mis hors de doute l'existence d'un ferment propre à saccharifier la fécule dans quelques-uns des liquides qui se mêlent au bol alimentaire. Elles ont prouvé que le suc gastrique a pour objet d'opérer la digestion des matières azotées qu'il rend solubles. Il restait encore à découvrir le véritable agent de la digestion des corps gras, c'est-à-dire l'agent de la formation de la substance grasse du chyle.

« M. Bernard vient mettre en évidence que ce rôle remarquable appartient au suc pancréatique. »

M. P. Bérard (1) dit (en parlant de la bile): « L'opinion que nous nous examinons a subi un grand échec lorsque M. Bernard est venu

(1) Tout le monde sait que la chimie moderne divise les aliments en trois groupes : substances azotées, amylacées, et grasses.

(2) Extrait des *Comptes rendus des séances de l'Académie des sciences*, t. 18, séances du 26 février 1849.

(3) *Cours de physiologie*, t. 2, p. 371.

démontrer que le suc pancréatique émulsionnait à l'instant les graisses
et les rendait aptes à être absorbées. Ce fait, que nous exposerons
en son lieu, étant incontestable, etc...» Puis, en parlant de l'influence du suc pancréatique sur la digestion des corps gras, il s'ex-
prime ainsi (1) :

« Je suis heureux d'enregistrer ici une nouvelle conquête de la
science, c'est encore à M. Bernard que nous la devons. »

Je vais développer toutes les preuves que M. Bernard donne à l'appui de son opinion, et que l'examen des faits m'a porté à partager
de la manière la plus complète.

M. Bernard démontre l'action du suc pancréatique sur les matières grasses neutres par trois preuves concluantes ; mais, avant
d'entrer dans la partie démonstrative, il est nécessaire de dire quelques mots sur le suc pancréatique, et sur les différents procédés em-
ployés pour le recueillir.

*Procédés mis en usage pour recueillir le fluide pancréatique.*

De Graaf vraiment n'avait pas d'opinion, puisqu'il disait : « Il est
amer, acide, alcalin. »

M. Magendie est le premier qui ait constaté deux choses vraies : sa
coagulabilité par la chaleur, et son alcalinité.

MM. Tiedemann et Gmelin ont reconnu un des caractères donnés
par M. Magendie, sa coagulation par la chaleur ; puis il disent qu'il
est tantôt acide, tantôt alcalin.

MM. Leuret et Lassaigne nient la coagulation.

Frerichs en dit autant (2).

On voit que parmi ces auteurs, les uns le trouvent coagulable,
d'autres non. Tous ceux qui ont obtenu ce dernier caractère, de
Graaf, MM. Leuret et Lassaigne, et Frerichs, ont obtenu le suc pancréatique en ouvrant l'intestin, procédé qui cause une péritonite

(1) *Cours de physiologie*, t. 2, p. 403 ; 1849.
(2) *Dict. de physiologie de Vagner*, art. *Verdauung*, t. 3, 1re partie ; 1846.

rapide chez les animaux, par l'évacuation des matières dans la cavité péritonéale ; tandis que tous ceux qui l'ont obtenu coagulable, avec les propriétés qui le caractérisent, tous ont suivi le même procédé, qui consiste à prendre le conduit en dehors, et à éviter la périto-nite ; c'est ce qui va résulter de l'énoncé des différents procédés.

De Graaf (1) liait le duodénum en deux endroits, il l'ouvrait, in-troduisait dans le conduit pancréatique une plume de canard, et recevait dans une fiole le liquide qui s'en écoulait.

M. Magendie (2) recueillait, avec une pipette, les quelques gouttes de liquide qui s'échappaient de l'extrémité du conduit dénudé et ouvert.

MM. Leuret et Lassaigne (3), en ouvrant l'intestin, adaptaient au conduit pancréatique du cheval une sonde de gomme élastique, à l'extrémité extérieure de laquelle ils avaient ajusté une bouteille de caoutchouc comprimée, et qu'ils relâchaient peu à peu, se sont pro-curé 3 onces de ce liquide.

MM. Tiedemann et Gmelin (4), adaptant un tube de verre à celui des canaux pancréatiques du chien qui s'ouvre isolément dans l'in-testin, voyaient s'écouler toutes les six ou sept secondes une goutte de suc pancréatique ; ils en ont recueilli sur le bélier et le cheval.

*Procédé suivi par M. Bernard pour obtenir le suc pancréatique du chien.*

Il faut faire l'expérience avec célérité, et laisser le pancréas exposé à l'air le moins longtemps possible ; dans ces conditions, la sécrétion du suc pancréatique n'est pas suspendue par l'opération.

Il pratique dans l'hypochondre droit, au-dessus du rebord des côtes, une incision de 3 à 4 centimètres environ ; il incise les mus-

---

(1) *Dissertatio de natura et usu succi pancreatici*, p. 39 ; 1663.
(2) *Précis élém. de phys.*, t. 2, p. 462.
(3) *Recherches phys. et chim. sur la digestion*, p. 103.
(4) *Recherches expér. sur la digestion*, t. 1, p. 27.

cles et le péritoine, attire au dehors le duodénum et une partie du
pancréas ; il isole aussi rapidement que possible le plus volumineux
des deux conduits pancréatiques, qui, chez le chien, s'ouvre isolément et obliquement dans le duodénum, à 2 centimètres environ
plus bas que le canal cholédoque; on le reconnaît à son aspect nacré.
Il ouvre le conduit avec la pointe de ciseaux fins, il introduit alors
dans ce conduit ouvert un petit tube d'argent muni de son mandrin ; il fixe le tube à l'aide d'un fil passé préalablement sous le conduit, il retire le mandrin, rentre dans l'abdomen le duodénum et le
pancréas, ferme la plaie par une suture, en ayant soin de laisser
sortir l'extrémité libre du tube d'argent, où il fixe une petite vessie
de caoutchouc, ouverte à sa partie inférieure. On peut ainsi recueillir le suc pancréatique, qui donne, en moyenne, 2 grammes par
heure le premier jour.

M. Bernard a, de plus, constaté qu'un animal bien opéré ne donne
du suc pancréatique normal que le premier jour. Il convient aussi
de choisir les animaux : les chiens et les oiseaux souffrent très-peu
de la péritonite.

Aussi MM. Magendie, Tiedemann et Gmelin, Bidder et Schmidt,
en opérant sur des chiens, ont obtenu du suc pancréatique bon.

MM. Leuret et Lassaigne, Frerichs, ont employé de mauvais procédés, en ouvrant l'intestin d'abord ; puis ils opéraient sur les che-
vaux, les ânes, chez qui la péritonite se déclare très-vite ; ils avaient
une inflammation du pancréas, du péritoine. La sécrétion était augmentée, mais le suc, plus aqueux, était évidemment modifié dans
son principe actif.

On comprend donc pourquoi M. Bernard distingue deux sortes de
suc pancréatique : l'un qu'il appelle normal, et l'autre, morbide.

Le premier obtenu dans de bonnes conditions ;

L'autre sécrété habituellement en plus grande abondance, au
moment où les symptômes de réaction inflammatoire se manifestent
dans le pancréas et dans la plaie du ventre.

## PROPRIÉTÉS DU SUC PANCRÉATIQUE.

Le suc pancréatique normal est constamment à réaction alcaline ; jamais il n'est acide ni neutre ; c'est un liquide incolore, limpide, visqueux et gluant, coulant lentement par grosses gouttes perlées ou sirupeuses, et devenant mousseux par l'agitation. Ce fluide est sans odeur caractéristique ; placé sur la langue, il donne la sensation tactile d'un liquide visqueux ; son goût a quelque chose de salé, d'analogue à la saveur du sérum du sang. Exposé à la chaleur, il coagule en masse et se convertit en une matière concrète d'une grande blancheur ; la coagulation est entière et complète : l'acide sulfurique, l'acide azotique et l'acide chlorhydrique concentrés, les sels métalliques, l'esprit de bois et l'alcool, précipitent d'une manière complète la matière organique du suc pancréatique.

MM. Magendie, Tiedemann et Gmelin, à cause de sa coagulation par la chaleur et les acides énergiques, avaient dit que le suc pancréatique possédait les caractères de l'albumine ; mais il y a des caractères qui les distinguent chimiquement et physiologiquement.

1° Lorsque la matière organique du suc pancréatique a été coagulée par l'alcool, puis desséchée, elle se redissout en totalité et avec facilité dans l'eau ; elle donne à l'eau la viscosité particulière du suc pancréatique et ses propriétés physiologiques.

L'albumine, traitée de la même façon, ne se redissout plus dans l'eau d'une façon appréciable.

2° Si on mélange ensemble du suc pancréatique et du sulfate de magnésie, et qu'on place le tout sur un filtre, un liquide limpide s'écoule, ne coagulant plus par la chaleur ni par les acides ; la matière organique est restée sur le filtre, précipitée par le sulfate de magnésie.

Si on mélange ensemble de l'albumine et du sulfate de magnésie, un liquide limpide s'écoule du filtre, possédant toutes

les propriétés de l'albumine ; donc elle n'est pas précipitée par le
sulfate de magnésie.

3° L'albumine n'agit pas sur les matières grasses de la même manière que le suc pancréatique.

Ainsi, quoique l'albumine possède des propriétés communes avec
le suc pancréatique, la coagulation par la chaleur et les acides, avec
ces caractères différentiels que je viens de citer, on ne peut pas
dire que le liquide pancréatique soit un liquide albumineux.

Physiologiquement, la matière organique du suc pancréatique se
rapprocherait plutôt de la caséine, qui, ainsi qu'on le sait, dans la
glande mammaire sert à émulsionner la graisse. Le lait, en effet,
n'est qu'une matière grasse tenue en suspension, comme celle émulsionnée par le suc pancréatique.

Quoique le caractère commun de la précipitation par le sulfate de
magnésie les rapproche chimiquement encore, la non-cagulation de
la caséine par la chaleur et les acides les sépare.

Ainsi ce n'est ni de l'albumine, ni de la caséine que la matière organique du suc pancréatique, et quoiqu'elle possède chimiquement
les caractères de l'albumine, et un caractère de la caséine, ce n'est
pas non plus un mélange de ces deux substances.

En effet, si on mélange ensemble de l'albumine et de la caséine,
si on ajoute du sulfate de magnésie, la caséine reste précipitée sur
le filtre, et l'albumine s'écoule avec tous ses caractères.

J'ai dit plus haut ce qui arrivait quand on mélangeait du suc pancréatique et du sulfate de magnésie.

Le suc pancréatique morbide est un liquide de consistance aqueuse,
dépourvu de viscosité, habituellement incolore, mais souvent opalescent et quelquefois coloré en rouge ; ce fluide présente une saveur salée et nauséeuse en même temps ; sa réaction est toujours alcaline ; sa densité est moins grande.

Traité par la chaleur et les acides, il ne se coagule plus ; sa transformation en suc pancréatique morbide arrive d'une manière graduelle ; la différence ne porte que sur la présence de la matière coagulable, qui est très-abondante dans le premier suc pancréatique retiré après l'opération bien faite, tandis que cette matière diminue progressivement et peut manquer complétement, lorsque l'inflammation s'est emparée du tissu pancréatique. Ceci est si vrai, que sur un chien que j'ai opéré rapidement, et qui n'avait présenté aucun symptôme d'inflammation, le suc pancréatique que j'ai recueilli le lendemain, c'est-à-dire vingt-six heures après l'opération, coagulait encore.

Il peut même arriver que, lorsque le tube d'argent est resté fixé pendant quelque temps sur le conduit, on voit le fluide redevenir coagulable, lorsque les symptômes inflammatoires se sont calmés. C'est ce qui est arrivé pour un veau, dont M. Colin, chef de clinique à l'École d'Alfort, a rapporté l'observation à la Société de biologie. L'inflammation se développa de suite, et le suc pancréatique fut altéré; mais, au bout de deux ou trois jours, il redevint normal, coagulait, agissait très-bien sur les graisses. Ainsi l'on voit qu'il peut se présenter deux phénomènes de variation : tantôt l'inflammation se montre tardivement ; le suc pancréatique est bon jusqu'au moment du développement des symptômes réactionnels qui détruisent ses caractères; tantôt l'inflammation apparaît de suite; il n'est pas coagulable, n'a plus ses propriétés ; mais, quand les premiers symptômes sont calmés, on le retrouve avec tous ses caractères.

Le suc pancréatique est le plus altérable de tous les liquides de l'économie. Lorsqu'on l'expose à une température basse (5 à $10° + 0$), il peut être conservé plusieurs jours. A une température de 40 à 45°, il se modifie rapidement, et au bout de quelques heures il est complétement altéré. La réaction alcaline seule persiste toujours, à quelque époque que ce soit; elle semble plutôt augmenter que diminuer.

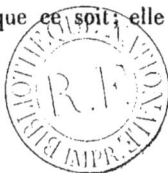

3

Le suc pancréatique est composé de :

| | |
|---|---|
| Eau. | 91,28 |
| Partie solide | 8,72 |
| | 1,000 |

Les 8,72 de partie solide se composent de :

| | |
|---|---|
| Cendres | 8,28 |
| Matière organique | 0,34 |

Les cendres de :

- Soude libre
- Chlorure de sodium
- Sulfate de chaux
- Carbonate alcalin
- Phosphate de chaux

D'après la composition du suc pancréatique, il faut se demander quel est l'élément qui agit ? Ce ne peut être que l'alcali ou la matière organique.

1° Ce n'est pas l'alcali ; car, si en dehors de l'intestin, on peut trouver qu'un liquide alcalin, au même degré que le suc pancréatique, peut agir d'une manière notable pour émulsionner la graisse, cette action n'est pas comparable à celle qu'exerce le suc pancréatique ; de plus il faut ajouter que le suc pancréatique anormal, plus alcalin que le premier, agit infiniment moins ; de sorte que son activité n'est pas en raison de son alcalinité, mais de la quantité de matière organique coagulable. Les autres liquides alcalins, comme la bile, la salive, n'agissent que d'une manière insignifiante sur les matières grasses. Enfin un dernier argument, qu'il ne faut pas perdre de vue, et qu'on doit objecter à tous ceux qui, comme M. Mialhe (1),

(1) Cité par M. Bérard, p. 406.

veulent faire jouer un rôle à l'alcali, c'est que dans l'intestin des animaux (chiens) qui digèrent la graisse, il y a une réaction constamment acide ; on ne saurait donc, dans ce cas, faire intervenir l'action de l'alcali, qui se trouve forcément neutralisé.

2° C'est la matière organique qui agit uniquement dans l'intestin : en effet, on peut isoler par l'alcool la matière organique, la faire dissoudre dans l'eau. On voit que cette eau possède les propriétés du suc pancréatique, c'est-à-dire qu'il s'y dissout, qu'il coagule par la chaleur, qu'il communique une viscosité à l'eau, qui devient mousseuse par l'agitation, et enfin il émulsionne les matières grasses neutres.

# PARTIE DÉMONSTRATIVE.

M. Bernard démontre l'action du suc pancréatique par trois preuves concluantes :

1° Le suc pancréatique pur et récemment formé émulsionne les graisses et les huiles avec la plus grande facilité ; l'émulsion persiste pendant longtemps, et les corps gras *en dehors de l'organisme* y éprouvent une fermentation qui en sépare les acides qu'ils renferment.

2° Le chyle ne commence à se réunir dans les chylifères qu'à partir de la région du tube intestinal, où le suc pancréatique est venu se mêler aux matières alimentaires.

3° Par la destruction du pancréas chez les animaux, dans les affections du pancréas chez l'homme, on voit les corps gras contenus dans les aliments passer dans les déjections.

## A. 1ʳᵉ PREUVE.

Si on mélange du suc pancréatique fraîchement extrait, normal, avec de l'huile d'olives, en agitant, pour opérer le mélange des liquides, il en résulte aussitôt une émulsion parfaite, et tout se transforme en un liquide semblable à du lait, ou mieux à du chyle.

Avec du beurre frais et du suc pancréatique : en plaçant le mélange au bain-marie, à la température de 35 à 38°, le beurre se fluidifie, et en agitant, il en résulte un liquide onctueux, blanc comme du chyle.

Avec la graisse de mouton (suif), on obtient un résultat complétement analogue.

Avec la graisse de porc (saindoux), résultat identique.

En laissant les produits de ces quatre expériences au bain-marie de 35 à 38°, pendant dix-huit heures, l'émulsion dans tous les tubes se maintient parfaitement. Le liquide, blanchâtre et crémeux, ne change pas du tout d'apparence. et il n'y eut, par suite du repos, du mélange, aucune séparation entre la matière grasse et le liquide pancréatique; mais, au bout de quelques heures, il devint évident que, sous l'influence du suc pancréatique, la graisse n'avait pas été simplement émulsionnée, mais qu'elle avait été en outre modifiée chimiquement. Au moment du mélange, la réaction était alcaline; six heures après, elle était acide. La matière grasse avait été dédoublée en glycérine et en acide gras; l'acide butyrique était reconnaissable, surtout par son odeur caractéristique.

Il ne me paraît pas démontré, dit M. Bérard (loc. cit., p. 405), que ce dédoublement s'opère dans le tube digestif, où le contact est beaucoup moins prolongé.

MM. Bouchardat et Sandras disent avoir retrouvé et reconnu dans le chyle l'huile d'amandes douces, la graisse de mouton, celle de porc, chez des animaux auxquels ils avaient fait digérer ces substances.

Ces observations rentrent exactement dans celles observées par M. Bernard. Il n'a jamais pensé, comme l'ont prétendu Lenz (1) et Frerichs (2), que ce dédoublement dût se faire dans l'intestin, puisqu'il consacre deux chapitres à l'action du suc pancréatique sur les graisses, dans l'animal vivant et en dehors de l'organisme; c'est en dehors qu'il a constaté le dédoublement chimique des éléments de la graisse.

Nous ne sommes pas en mesure de dire (P. Bérard, loc. cit., p. 405) si c'est le même principe qui, dans le suc pancréatique, agit sur les fécules et les corps gras, ou s'il y a deux principes actifs, dis-

---

(1) Lenz, Mitau, thèse inaugurale.
(2) *Dict. de phys.* de Wagner, art. *Verdauung*, t. 3, 1re part.; 1846.

tincts, à savoir : la diastase pour métamorphoser les fécules, et un autre principe pour émulsionner les corps gras.

Voici ce qu'on peut répondre :

A l'exclusion de tous les autres liquides de l'économie, la bile, la salive, le suc gastrique, le sérum du sang, le liquide céphalo-rachidien, le suc pancréatique seul modifie la matière grasse neutre.

Quant à sa propriété de transformer les fécules, il la partage avec tous ceux qui sont alcalins : la bile, la salive. Que ces liquides soient récents ou vieux, normaux ou morbides, ils agissent toujours sur l'amidon ; l'urine, les liquides des kystes, l'eau de l'amnios, etc., possèdent aussi cette propriété.

### B. II° Preuve.

La seconde démonstration peut être donnée de bien des manières.

Sur l'animal on trouve facilement que les matières grasses neutres alimentaires ne sont absorbables par les vaisseaux chylifères que lorsqu'elles ont été émulsionnées et modifiées par le suc pancréatique. De sorte que ce fluide devient l'agent indispensable et unique pour la formation de ce produit blanc, homogène, qui circule dans les vaisseaux lactés et auquel on donne le nom de chyle. Les vaisseaux chylifères ne contiennent un liquide blanc, laiteux, qu'à la condition qu'ils aient absorbé des matières grasses dans l'intestin. De sorte qu'un chyle limpide et transparent est un chyle dépourvu de matières grasses, tandis qu'un chyle blanc, laiteux, homogène, est un chyle chargé de graisse.

Chez les chiens, en liant les deux conduits pancréatiques, la graisse traversera l'appareil digestif sans avoir été modifiée ; le chyle se montre alors limpide, incolore et totalement dépourvu de matières grasses

Chez le lapin, la nature semble avoir prévu les désirs du physiologiste. Le pancréas est très-mince, ramifié comme une feuille de fougère entre les feuillets du mésentère, et le canal pancréatique, qui est unique, s'ouvre très-bas dans l'intestin, à 35 cent. au-dessous du canal cholédoque. Chez cet animal, la graisse ne se trouve absorbée que par les vaisseaux chylifères qui émanent de l'intestin après l'abouchement du canal pancréatique.

Voici comment se fait l'expérience :

On prend un gros lapin, on le fait jeûner pendant 24 heures, puis on ingère dans son estomac, à l'aide d'une seringue et d'une sonde en gomme élastique, 15 ou 20 grammes de graisse de porc fluidifiée par une douce chaleur. On donne à manger au lapin de l'herbe ou des carottes, qui aident à faire descendre la graisse dans l'intestin. On tue l'animal par la section du bulbe rachidien (nœud vital de M. Flourens); au bout de 3 ou 4 heures, on ouvre rapidement le ventre, et on constate que la graisse n'est émulsionnée et modifiée que 35 cent. après l'ouverture du canal cholédoque, au point où le suc pancréatique s'est déversé dans l'intestin. De sorte que chez le lapin on rencontre les deux chyles :

Le chyle transparent et dépourvu de substances grasses, provenant des 35 cent. d'intestin situés avant l'abouchement du canal pancréatique, et le chyle blanc homogène chargé de graisse provenant des portions d'intestin grêle placées au-dessous de l'abouchement du canal pancréatique. Quoi de plus concluant, de plus décisif? c'est bien là une preuve vraiment scientifique, une preuve positive, et plus de théories vagues ou abstraites.

On a dit qu'on rencontre quelquefois des vaisseaux chylifères contenant de la graisse émulsionnée avant l'abouchement du conduit pancréatique quand on attend moins longtemps que M. Bernard pour tuer les animaux. Ceci s'explique parfaitement, parce qu'il y a une certaine quantité de suc pancréatique qui est sécrété; il a pu remonter dans l'intestin vide et privé de mouvements; mais bientôt les mouvements péristaltiques de l'intestin entraînent toutes les matières, et on ne trouve plus alors de vaisseaux chylifères qu'après l'abouchement du conduit pancréatique.

*Abouchement des conduits.*

Je puis ajouter là, je crois, que c'est le lieu de faire quelques remarques d'anatomie humaine et comparée sur l'abouchement des
conduits, qui se fait de trois manières. Tantôt il n'y a qu'un seul
conduit pancréatique, tantôt deux, et jamais trois; ce qu'on observe
chez les oiseaux, un plus grand nombre de conduits, n'a pu être
observé chez les mammifères.

Chez l'homme (voyez ma planche), le conduit principal, ou conduit de Wirsung, toujours contenu dans l'épaisseur de la glande, va
s'ouvrir, avec le canal cholédoque, dans le duodénum, dans un petit
enfoncement de la membrane muqueuse en forme d'ampoule.

Un second conduit curviligne ouvert, par l'un de ses bouts, dans
le duodénum, et, par l'autre, dans le canal de Wirsung, établit une
seconde communication avec l'intestin. C'est une branche récurrente
du premier qui, par une anomalie remarquable dans l'histoire des
glandes, est ouverte à ses deux bouts. Considéré par Meckel, comme
une anomalie, le second conduit ne manquerait jamais, selon M. Verneuil (*Anatomie du pancréas*, page 8), qui lui a donné le nom de
*conduit pancréatique azygos*. Son orifice à la surface interne de l'intestin est tantôt au-dessus, tantôt au-dessous du pli de Vater. La
première disposition est la plus fréquente: sur 20 pancréas injectés
par l'habile anatomiste que je viens de citer, il n'a jamais trouvé
que celle-ci ; ma planche est un exemple de la deuxième.

Quand il y a deux conduits pancréatiques, l'un peut s'ouvrir avec
le canal cholédoque, comme chez la chèvre et le mouton, ou les
deux fluides se trouvent mélangés avant d'arriver dans l'intestin, et
l'autre s'ouvre dans l'intestin, ou bien très-peu au-dessus ou très-
peu au-dessous du conduit biliaire, ou bien les deux conduits s'ou-
vrent isolément dans le voisinage du canal cholédoque, le plus petit
très-près, et l'autre à 2 ou 3 cent., comme chez les chiens. Quand il
y a plusieurs conduits, ils communiquent constamment ensemble. (Il

est bien entendu que je ne parle que des mammifères.) Enfin, s'il n'y a qu'un seul conduit, il peut s'ouvrir avec le canal cholédoque, comme chez le chat (1); ou bien il s'ouvre isolément et très-loin, comme chez le lapin, le lièvre.

Chez ceux qui possèdent deux conduits, on comprend très-bien que, si l'un s'oblitère, l'autre peut y suppléer. Relativement à leur insertion, la bile et le suc pancréatique peuvent se mélanger avant d'entrer dans l'intestin ou bien ils se mélangent au moment où ils entrent, ou le suc pancréatique ne se mélange qu'un certain temps après, et c'est toujours lui alors qui est versé le plus bas.

## C. III<sup>e</sup> PREUVE.

La troisième preuve donnée par M. Bernard s'appuie sur la destruction du pancréas chez les animaux, sur les affections du pancréas chez l'homme. On voit, dans ces deux cas, les corps gras passer dans les digestions.

Brunner (2), pour montrer que le pancréas n'avait pas l'importance que lui attribuait Sylvius, avait voulu l'extirper sur des chiens. Cette opération ne peut pas se faire d'une manière convenable; ses expériences ne concluent rien.

Il avait pensé aussi que le pancréas est annexé au duodénum comme les glandes salivaires à la bouche. Il y a des glandes buccales sur les joues, des glandules qui portent son nom sur les intestins (glandes de Brunner); il voulait enlever le pancréas pour faire hypertrophier ces glandules. C'était là, rendons justice à Brunner, une tentative d'expérience digne de notre époque.

---

(1) Il y a bien un second conduit chez le chat, mais sa capacité est presque microscopique (M. Verneuil); il est rudimentaire et imperméable, selon M. Bernard.

(2) *Experimenta nova circa pancreas*, p. 180; 1683.

4

Haller (P. Bérard, loc. cit., p. 406), nous dit que les chiens auxquels on avait enlevé le pancréas succombaient dans le marasme, malgré leur extrême voracité; leurs selles étaient sèches et leur soif vive.

MM. Bouchardat et Sandras ont vu périr promptement les chiens auxquels ils avaient extirpé le pancréas. Ils ont aussi lié le canal pancréatique, ils n'en ont lié qu'un; il s'agissait d'un chien, l'expérience était incomplète.

Brodie (1) avait soutenu que c'est la bile qui émulsionne les corps gras, la graisse; il liait le canal cholédoque chez les chats, et avait observé que le chyle était limpide et transparent, que les vaisseaux chylifères ne contenaient pas de graisse.

M. Magendie, en répétant les expériences de Brodie, fit la ligature du canal cholédoque chez le chien, et la graisse était émulsionnée; les chylifères contenaient un chyle blanc, laiteux, homogène. Ce que j'ai dit plus haut de la disposition particulière des insertions des conduits pancréatiques, chez le chien et le chat, explique très-bien la divergence des résultats. Avec le canal cholédoque, Brodie liait le conduit pancréatique; M. Magendie ne liait que le canal cholédoque.

C'est un fait de plus qui prouve que c'est bien le suc pancréatique qui agit sur la graisse pour la rendre absorbable.

On ne peut détruire le pancréas, en liant les conduits; la ligature tombe le deuxième ou le troisième jour, et ils se renouvellent très-vite: c'est là un contraste bizarre, que je note en passant. Chez l'homme, il est si difficile de guérir les fistules, et chez les animaux, la rapide réproduction des conduits empêche leur existence. Si l'on pouvait seulement renverser cette proposition, l'espèce humaine y gagnerait beaucoup, et la physiologie encore plus.

Après de nombreux essais, M. Bernard a trouvé le moyen de dé-

(1) *Quaterly journal of science*, 1823.

truire le pancréas, en injectant dans le conduit pancréatique de la matière grasse. La matière glandulaire se combine avec la graisse ; il se forme un noyau, et ce noyau est résorbé ; au bout de quinze jours, il n'y a plus de pancréas. J'ai répété souvent ces expériences ; voici ce qu'on observe.

Les animaux (chiens) sont voraces, maigrissent. Le caractère essentiel, c'est qu'ils rendent les matières grasses telles qu'ils les ont prises. Ils rendent les excréments comme à l'ordinaire, mais tout autour, il y a un cadre de graisse qui se fige sur la pierre ; caractère que nous retrouverons plus loin dans les affections du pancréas. Les chiens finissent pour mourir, et la mort s'explique très-bien. Pour que la vie s'entretienne, il faut digérer les trois groupes de substances dont j'ai parlé ; quand le pancréas est détruit, les matières grasses sont rendues sans altération ; c'est une portion essentielle, c'est un groupe entier d'aliments qui manque, et l'animal meurt.

Reste la question de savoir si les glandes de Brunner ne peuvent pas agir sur les matières grasses. C'est possible, M. Bernard l'admet lui-même ; mais cela n'en établit pas moins que le pancréas est le seul organe destiné à la digestion de la graisse. Il faudrait pouvoir extraire le liquide de ces glandes. Du reste, elles ne sont pas suffisantes, puisque le pancréas détruit, elles ne peuvent aider à la digestion. Cette digestion de la graisse par le suc pancréatique appartient à tous les animaux. M. Bernard a constaté que chez les oiseaux il a les mêmes propriétés que chez les mammifères. Toutefois on pourrait penser que, puisque certains poissons n'ont pas de pancréas, cette fonction n'est pas aussi générale que M. Bernard l'avait supposée. Ces objections sont pour le moins prématurées, et ne détruisent aucune des expériences faites sur les mammifères et les oiseaux. On avait admis que les poissons cartilagineux seuls en possédaient, et que les poissons osseux en étaient dépourvus ; comme ces derniers étaient pourvus d'appendices pyloriques, on avait supposé qu'ils leur tenaient lieu de pancréas. Mais, dans ces derniers temps, on a trouvé un véritable pancréas chez un grand nombre de poissons pourvus d'appendices pyloriques. Ce rapport établi n'est donc pas réel.

M. Brockmann (1) a fait de nombreuses recherches, et il a trouvé que cet organe existait chez des poissons qui n'avaient pas d'appendices pyloriques, chez ceux où ils étaient peu développés, chez d'autres où ils étaient très-développés.

Il résulte des belles recherches faites par M. Rayer (2) qu'on trouve le pancréas chez un grand nombre de poissons appartenant à différents genres.

| | |
|---|---|
| *Percoïdes.* | — Chabot de rivière (*cottus scorpius*). |
| | Perche (*perca fluvialis*). |
| | Brochet-perche (*lucio percha*). |
| | Vive ordinaire (*trachinus draco*). |
| | Grémille (*acerina vulgaris*). |
| *Joues cuirassées.* | — Gunard ou grondin (*trigla gunardus*). |
| *Cyprinoïdes.* | — Carpe (*cyprinus carpio*). |
| | Brême commune (*cyprinus brama*). |
| *Esoces.* | — Brochet (*esox*). |
| | Orphie (*belone longirostris*). |
| *Siluroïdes.* | — Silure (*silurus*). |
| | Saluth des Suisses (*silurus glanis*). |
| *Salmones.* | — Saumon (*salmo salar*). |
| *Clupées.* | — Hareng commun (*clupea harengus*). |
| *Gadoïdes.* | — Petite morue (*gadus callarias*). |
| | Lotte (*gadus lotta*). |

---

(1) *De Pancreate piscium;* Rostock, 1846.

(2) *Gazette méd.*, 1850; p. 222.

| | |
|---|---|
| *Pleuronectes.* | — Plie franche ou carrelet (*pleuronectes platessa*). |
| | Plie large (*pleuronectes maximus*). |
| *Cycloptères.* | — Gras-mollet (*cyclopterus lumpus*). |
| | Anguilles (*anguilla*). |
| *Sturioniens.* | — Esturgeon (*accipenser sturio*). |
| *Sélaciens.* | — Raies (*raia*). |
| | Squatines (*angelus squatina*). |
| | Squales (*squalus*). |

Rien ne prouve que les poissons, classés parmi les apancréatiques, en soient dépourvus, puisqu'on ne le connaissait pas chez un grand nombre de ceux que M. Rayer a cités; et puis il faudrait savoir si, chez les animaux qui n'ont pas de pancréas ou qui l'ont très-petit, les glandes de Brunner ne sont pas proportionnellement plus développées, de façon à venir suppléer d'une manière efficace à l'exiguïté ou à l'absence du pancréas proprement dit.

Ce n'est pas le premier exemple d'organes qui, en disparaissant comme glande conglomérée, auraient ses éléments disséminés dans les tuniques de l'intestin; le foie dans les insectes en est un exemple.

### CONCLUSION.

Je crois pouvoir conclure, avec M. Bernard, de tout ce qui précède, que le suc pancréatique a pour fonction d'agir sur les matières grasses, et lorsqu'un animal est privé de pancréas, par suite de sa destruction, il rend la graisse qu'on lui donne dans les excréments; la graisse n'a pas subi d'altération.

La question en était là , et résolue pour tous ceux qui avaient con-
trôlé et suivi ces expériences, lorsqu'en 1850 Lenz (1) publia un
travail dans lequel, sans pouvoir contredire les expériences de
M. Bernard, il dit (2) :

« Solum de adipe et de modificationibus quas ut resorberitur pati
« deberet, nihil certi cognoveramus, omnes enim hoc de processu
« sententiæ in medium hujusque prolatæ, non nisi hypotheticæ erant,
« quæ hypotheses jam a majore physiologorum numero repudieban-
« tur : tum Bernard edidit scriptum : *Recherches sur les usages du*
« *suc pancréatique,* » etc.

Platner, cité par Lenz (3) :

La digestion des graisses ne se fait pas dans l'estomac, on avait
soutenu que c'est la bile ; mais puisque ce n'est pas la bile ni le suc
gastrique, c'est le suc pancréatique.

« Eberle (4), primus cognovit facultatem succi pancreatici adipem
« recipiendi, subtilissime dividendi et emulsionem cum eo formandi,
« qua ex causa adipis resorptionem in chylum ope succi pancreatici
« effectum habuit. »

Il résulte de ces trois passages que, d'une part, Lenz attribue la
découverte à Éberlé, à Platner, et d'autre part à M. Bernard. Nous
ne chercherons pas la cause de cette contradiction ; il faut seulement
faire remarquer que c'est là une singulière manière d'envisager la
science. C'est le cachet particulier de certaines écoles, qui veulent, à
chaque démonstration nette d'un fait, s'appuyer sur ce qu'il a de
nouveau, non pour en étudier la portée, mais pour chercher à montrer qu'antérieurement déjà il était connu.

---

(1) *De Adipis concoctione et absorptione;* Mitau, 1850.

(2) Lenz, p. 3 et 4.

(3) Lenz, p. 9.

(4) Lenz, p. 12.

Que d'exemples analogues on pourrait citer dans l'histoire de la science ! Qu'observons-nous, en effet, dans l'exposé général qui précède : d'une part, un fait assez net, indiqué par Swalve, aussi net du moins que pouvaient le permettre les moyens d'expérience de l'époque ; c'est en un mot la naïve exposition de ce qu'on voit se passer dans le chyme et le chyle, suivant que le premier a été ou non en contact avec le suc pancréatique. Mais ici ni épreuve ni contre-épreuve ; rien qui puisse permettre de dire ce qui se passe dans telle condition déterminée ; rien qui puisse permettre de dire ce qui n'est pas ; rien non plus qui établisse cette solidarité d'action entre tous les fluides fournis par les viscères digestifs. Et disons-le en passant, c'est un des plus grands titres du mérite réel de M. Bernard : il a prouvé que la physiologie n'est pas possible, si l'on ne connaît, d'une part, l'action de chaque organe pris isolément ; et si l'on ne connaît pas, d'un autre côté, l'action solidaire de ces mêmes parties, agissant synergiquement et successivement : solidarité qui, tant qu'elle n'est pas établie, laisse porte ouverte aux hypothèses, puisque l'expérience comparative n'est pas possible.

Aussi voyons que de théories diverses après ce fait resté isolé de Swalve, que d'essais bizarres appuyés sur des suppositions, qui elles-mêmes ne se rattachent à rien, et qui semblent ne provenir que du caprice de chacun.

Quoi même de plus singulier que cette expérience d'Éberlé, sur laquelle on veut faire reposer la découverte de l'action du suc pancréatique, et sur qui on n'a pas craint de s'appuyer, soit en Allemagne, soit en France, en dehors et au sein de l'Institut même, pour réclamer, en faveur de ce savant, la priorité de la découverte.

Voilà certes un singulier suc pancréatique que celui sur lequel il expérimente :

Prenez, dit Éberlé, un pancréas de veau, mettez-le dans une bouteille avec une solution modérément concentrée de deux parties d'acétate de soude, un peu d'acétate de potasse ; placez le mélange à 32 degrés, ajoutez de l'eau, filtrez. Voici quel est le liquide dont se sert le chimiste allemand.

Il est bien évident que s'il y eut de l'intelligence scientifique dans les recherches rétrospectives faites par ces hommes qui se posent en juges des expériences qui les éclairent, ils ne se seraient pas arrêtés là ; car, pour se donner apparence de raison, ils eussent dû remonter jusqu'à Swalve, bien que la science n'y eût rien gagné et M. Bernard rien perdu.

J'ai répété les expériences d'Éberlé, j'ai suivi sa formule, j'ai obtenu ce qu'il indique dans les limites de ce qui est compréhensible ; car que penser de cette *caséine précipitée du chyme* et surtout de la *gélatine transformée en albumine?* (Voyez page 226 du travail d'Éberlé.) Toutefois je ne dois pas omettre de faire remarquer que j'ai obtenu ces résultats en employant tous les ingrédients d'Éberlé, *moins du pancréas.* Du reste, l'acétate de soude seul émulsionne la graisse.

Ceci donne une singulière idée de la portée des auteurs qui se sont crus physiologistes plus avancés que M. Bernard, en voyant dans ce curieux mélange, sans analogue avec quoi que ce soit dans l'économie, quelque chose représentant le suc pancréatique. Notons bien que nul ne s'est placé dans les conditions, les seules rationnelles, où M. Bernard se place ; nul n'a répété ses expériences telles qu'il les décrit ; nul n'a examiné ainsi séparément l'action du suc pancréatique, de la bile, de la salive, du suc gastrique, pour ensuite, se basant sur les faits, les suivre dans leur action successive. Notons aussi, en faveur d'Éberlé, que dans son ouvrage l'auteur lui-même est beaucoup moins prétentieux. Ce n'est en effet que pour les besoins d'une cause à soutenir peu avouable'au fond, que son travail a été ainsi exhumé, car nul auparavant n'avait rencontré là une découverte. Et M. Bérard lui-même, si minutieux et si impartial dans les recherches bibliographiques, bien que citant Éberlé à l'égard de la pepsine, reconnaît que M. Bernard a seul élucidé la question du suc pancréatique.

Nous le répétons : c'est sur ce qui précède que repose toute l'argumentation, envenimée de commentaires, que certains hommes ont cru pouvoir répandre et prôner, sans faire craindre pour la foi qu'on doit avoir dans leur loyauté en appréciation scientifique.

Nous voyons enfin, comme nous le faisions sentir en commen-
çant, que ceux qui se sont portés comme accusateurs publics
contre M. Bernard, relativement à un prétendu plagiat ou une pré-
tendue ignorance de faits déjà connus, n'ont pu donner quelque
apparence de fondement à leur accusation malveillante, mais peu
scientifique, que grâce précisément à ce que leur a appris le travail. de M. Bernard. C'est alors qu'il a été possible de parvenir
à comprendre quelles étaient, parmi toutes ces tentatives diverses
et incohérentes, celles qui ( à cause de la continuité du tissu de ces
organes) présentent quelque chose de rudimentaire en fait de
connaissances relatives à la digestion.

Tirant parti de cette possibilité, loin de chercher à rendre à chacun ce qui lui revient, ils ont essayé de dépouiller celui qui les
avait mis à même de comprendre la question.

' Mais laissons de côté un sujet qui nous conduirait insensiblement
à mettre en relief le développement de passions qui ont failli ternir
des hommes qui touchent de trop près à la science française, pour
que nous osions, à l'exemple de divers recueils scientifiques, citer
leurs noms. Du reste, sur ce point, le présent les abandonne, et
l'avenir les jugera, car il est à nous.

# PARTIE PATHOLOGIQUE.

J'ai dit qu'un animal privé de son pancréas rendait la graisse qu'on lui donne pour aliment sans altération. Il faut nous arrêter a ce dernier caractère, c'est sur lui que va rouler la partie pathologique; c'est ce fait que je vais saisir et donner comme symptôme des affections du pancréas.

Il n'est pas général pourtant ni commun à toutes les altérations. Quand il s'agit d'une pancréatite aigüe, les malades atteints de fièvre sont ordinairement, pour ne pas dire toujours, privés de nourriture; mais, dans les cas de pancréatite chronique, l'alimentation suit son cours; les malades peuvent se nourrir : alors on aperçoit nettement ce phénomène; les malades digèrent les deux autres groupes de substances, mais pas les aliments gras.

C'est là le point nouveau; jamais ceux qui se sont occupés des maladies du pancréas avant moi ne l'ont étudié avec cette liaison physiologique.

M. Fauconneau-Dufresne, en 1851, dans son remarquable *Traité de l'affection calculeuse du foie et du pancréas*, cite des observations de Pujol, de MM. Mojon et Mérat, où de la matière grasse s'est retrouvée dans les fécès; ces observations sont considérées sous un autre point de vue que le mien.

Je rends hommage aux travaux de ceux qui m'ont précédé, MM. Mondière, Schamckpfeffer, Percival, Bécourt, et tant d'autres; mais on ne peut plus admettre aujourd'hui la moindre analogie entre le pancréas et les glandes salivaires, comme fonction ou relation sympathique. Ils ont pu, à cause de la conformation extérieure, de l'aspect du tissu, et même quant à la présence de culs-de-sacs glandulaires et d'acini, trouver de l'analogie; mais alors il faudrait identifier à ces glandes la glande mammaire, la glande lacrymale.

Nous trouverons pourtant des différences dans les éléments anato-
miques (voyez ma planche); et du reste, quand même la composition anatomique serait identique, cela ne prouverait rien, ne per-
mettrait de tirer aucune conséquence, puisque dans les glandes salivaires, entre lesquelles on retrouve une analogie un peu plus
grande, M. Bernard a prouvé qu'elles sont indépendantes l'une de
l'autre; la cause d'excitation de l'une n'agit plus sur les autres.
Pincez le lingual, par exemple, chez un chien, la sous-maxillaire
sécrète seule. Je puis citer à l'appui des caractères négatifs que je
donne, pour la relation des glandes salivaires et de ce qu'ils appel-
lent si mal à propos la glande salivaire abdominale, une expérience
que j'ai faite bien souvent. Si on place des tubes d'argent dans le
canal de Stenon, de Warthon, et le conduit pancréatique, quelque
abondante que soit la sécrétion de la salive, jamais, jamais celle du
suc pancréatique ne la suit dans ses variations en plus ou en moins.

M. Bécourt (loc. cit., p. 74), résumant les caractères de la pancréatite, dit : «Une salivation copieuse s'établit ; le suc pancréatique
remonte par l'œsophage, en même temps que la sécrétion salivaire
est augmentée, » etc. C'est dire dans une phrase tout ce que la théo-
rie abstraite peut enfanter.

Je ne m'occuperai donc que de ce seul symptôme pathologique,
qui est le véritable : présence de matières grasses dans les fécès.

Voilà bien une preuve de plus pour montrer combien la physiologie peut éclairer la pathologie, et combien surtout c'est le propre
des découvertes réelles en physiologie, d'expliquer les faits jusque-
là restés inconnus ou regardés comme exceptionnels.

Je diviserai les observations que j'ai pu recueillir en trois
groupes.

Dans le premier, les caractères sont nettement tranchés, l'autopsie
s'ajoute aux phénomènes perçus pendant la vie.

Dans le deuxième, il n'y a pas de certitude aussi grande, à cause d'observations incomplètes.

Dans le troisième, on retrouve les caractères de la maladie qui nous occupe, mais pas d'autopsie.

### Premier Groupe.

#### Ire OBSERVATION.

*Discharge of fatty matter from the dovels and contracted state of the duodenum (1).*

M. A. B., âgé de quarante-huit ans, mourut le 17 avril 1832; il avait été pendant longtemps sujet à des symptômes de dyspepsie. En juin 1831, il eut quelques symptômes d'ictère; mais c'est vers le milieu de 1832 qu'on observa pour la première fois, dans les matières fécales, une matière huileuse ou graisseuse, jaune foncé, de la consistance du beurre. Cette matière surnageait, se figeait à la surface de l'eau, comme du suif ou de la graisse fondue; elle se fondait à une chaleur modérée, était très-combustible et brûlait avec une flamme d'un bleu vif. Quand elle sortait des intestins, elle était presque fluide; mais, à mesure qu'elle se refroidissait, elle prenait la consistance du beurre, et quelquefois celle de la cire; elle continua à sortir pendant sept semaines avec plus ou moins d'abondance. Un jour elle couvrit à peu près tout le fond du vase de nuit; elle ne s'aplatissait pas, exactement comme si c'eût été de la graisse que l'on aurait coulée à l'état liquide. Parfois elle était mêlée aux matières fécales, ordinairement les matières étaient distinctes. Elle variait tantôt de couleur, de consistance; pourtant sa coloration habituelle était jaune. Quand cette matière était mélangée aux évacuations alvines, elles devenaient d'une coloration plus foncée, mais elles ne présentaient jamais celle des matières fécales colorées par la bile et

(1) By E. A. Lloyd, cité par Elliotson (*Medico-chirurgical transactions of London,* t. 18, année 1833).

sécrétées par un individu sain. Quand la matière grasse n'apparaissait plus, les garde-robes devenaient pâles, couleur terre de pipe; mais elles reprenaient toujours leur coloration foncée, à l'apparition de la matière grasse. Dans la dernière semaine de la vie du malade, plus de matière grasse, et pendant tout ce temps, les garde-robes reprirent leur couleur blanche terre de pipe.

Quelle était la source de la matière grasse? Le médecin anglais avoue qu'il est impossible de le dire avec certitude; pourtant lui et le Dr Gutterbluck pensent que c'est une sécrétion morbide du foie. Deux autres médecins, qui avaient vu le malade, étaient aussi du même avis.

*Autopsie.* — Immédiatement au-dessous du pylore, on trouve une tumeur dure, formée principalement par une partie du duodénum, la tête du pancréas, quelques glandes absorbantes, et du tissu cellulaire condensé. Le duodénum avait contracté avec le conduit cholédoque une si grande adhérence, qu'il était impossible d'y introduire la plus petite pipette. La plus grande portion malade était la partie postérieure de l'intestin, celle qui est en connexion avec la tête du pancréas. Aucune altération ne fut observée dans le reste du canal alimentaire.

Le pancréas, à cette partie qui est en rapport avec le duodénum, avait subi un léger degré d'induration, comme s'il avait été enflammé. *Son conduit, à sa terminaison au duodénum, était complétement bouché (its duct was completely obstructed)* (1). Dans le reste de son étendue, il était plus large qu'à l'état ordinaire, et contenait un fluide brunâtre, d'une teinte jaune, ressemblant un peu à la matière grasse au moment où elle sortait de l'intestin; il s'échappa au moment où le conduit fut ouvert, ce qui les empêcha de l'examiner plus particulièrement.

Le foie était plus grand, et son bord dépassait de beaucoup le cartilage des côtes; la vésicule biliaire était distendue.

_____

(1) La pièce est conservée au musée Saint-Barthelemy à Londres.

La structure du foie n'avait pas subi d'altération remarquable. Le D$^r$ Lloyd ajoute que ceci rend compte du peu de trouble de la circulation et de l'état général pendant la durée de la maladie.

Les autres viscères étaient sains.

## II$^e$ OBSERVATION (1).

W. P., âgé de quarante-cinq ans, fut admis à l'hôpital Saint-Thomas. Quelque temps après son admission, il s'est plaint de vives douleurs dans l'abdomen et dans le dos ; il eut la diarrhée. Les douleurs ressenties pendant la défécation étaient bornées au côté gauche, et s'étendaient de la dernière côte à la région iliaque. Bientôt elles devinrent très-vives dans la portion dorsale de la colonne vertébrale ; quelquefois, surtout vers l'abdomen, elles étaient intolérables, et malgré l'administration de quelques grains d'opium, elles étaient constantes. Il était courbé en deux dans son lit, position qui semblait lui procurer du soulagement.

Ses gardes-robes étaient souvent pâles ; le docteur anglais y découvrit une certaine quantité de substance jaune, comme une huile concrète ; mise sur le feu, elle brûlait avec une flamme vive. Le malade continue à rendre plus ou moins de ces matières jusqu'à la mort. Quelquefois pourtant on n'apercevait pas de matière grasse ; d'autres fois, elle s'écoulait involontairement en grande quantité.

Au moment de la sortie de l'intestin, elle était liquide, et après elle se figeait sur les matières fécales ; dans une autre occasion, on trouva du sang mélangé aux substances huileuses.

Après sa mort, sa femme apprit que longtemps avant, il eut des hémorrhagies intestinales pendant douze mois, qu'une matière comme du beurre se montra dans ses garde-robes, puis la perte du sang cessa.

---

(1) D$^r$ Elliotson, *On the discharge of fatty matter* (*Medic.-chirurg. trans. London*, obs. 12).

La quantité de graisse, disait-elle, était énorme, surpassait de beaucoup celle qu'on voyait au moment de son admission à l'hôpital, et ce n'est qu'après que l'hémorrhagie a été remplacé par la déjection huileuse qu'il s'est plaint de douleurs.

Les D^rs Prout et Furradouy ont été convaincus de la nature huileuse de cette substance. Le premier n'a pas pu distinguer de différence entre elle et la matière grasse humaine séparée de ses membranes par la chaleur.

Quoique les douleurs aient cessé au commencement d'avril, la quantité de graisse rendue devint énorme (*inconsiderable*); il mourut complétement épuisé, le 15 avril.

*Autopsie.* — Tous les intestins étaient d'une couleur jaunâtre et graisseuse, comme s'ils avaient été plongés dans de l'huile. De nombreux points noirs existaient sur quelques parties de la membrane muqueuse, comme ceux que l'on remarque fréquemment après la fièvre et la diarrhée chronique.

Le canal alimentaire ne présentait aucune autre altération; le foie était sain (*the liver was healthy*); la vésicule biliaire remplie de bile épaisse et noire. *Le conduit pancréatique et ses plus grands branches étaient remplis de calculs blancs.*

Les reins étaient sains, les poumons tuberculeux.

### IIIᵉ OBSERVATION (1).

Un homme de quarante ans avait vu ses forces diminuer par des hémorrhagies intestinales dans les treize dernières années de sa vie.

Dans les trois dernières surtout, ces hémorrhagies avaient été très-graves, s'étaient accompagnées d'une grande sensibilité à l'épigastre, et avaient alterné avec la diarrhée; les fonctions de l'estomac s'exécutaient d'une manière satisfaisante. Au mois de décembre 1836,

---

(1) *Anatomical museum of the Boston Society*, p. 147; 1847. Extr. des *Archives de médecine*, t. 19, p. 215.

après avoir travaillé toute la journée dans une cave humide, cet homme fut pris de symptômes fébriles, de douleurs et de constipation opiniâtre, suivie, quelques jours après, de diarrhée. Les évacuations alvines ne contenaient pas de bile, mais seulement une grande quantité de sang, et la sensibilité à l'épigastre était excessive. Quinze jours après, on nota pour la première fois l'existence de matières grasses dans les fécès.

Depuis cette époque, on les y rencontra toujours jusqu'au mois de mai, où elles disparurent totalement. Il résulte des renseignements donnés par le D$^r$ Gould, que le malade avait environ dix garde-robes par jour, lesquelles contenaient une substance huileuse, transparente, qui se coagulait cinq minutes après, et formait une couche dure à la surface.

En examinant le matin le vase de nuit, après cinq ou six garde-robes, on apercevait au-dessus d'elles une couche de 1 pouce d'épaisseur, qui avait tout à fait la consistance et l'aspect de la graisse coagulée sur le bouillon de bœuf. Le malade avait remarqué que depuis six semaines, il rendait au moins une demi-livre de cette substance par jour; mais ce qui était positif, *c'est qu'il n'avait ces garde-robes graisseuses que lorsqu'il prenait du bouillon gras ou qu'il mangeait de la viande cuite dans les matières grasses.* S'il s'en abstenait, les garde-robes changeaient d'aspect vingt-quatre heures après; elles recommençaient s'il reprenait l'alimentation des matières grasses. Après la disparition des phénomènes fébriles, cet homme put reprendre son travail; mais la douleur et la sensibilité continuèrent et revinrent par accès tous les huit jours, l'appétit ne tarda pas à se perdre, enfin les garde-robes commencèrent à se décolorer, et dans les cinq derniers mois de la vie, le malade présenta une coloration ictérique très-prononcée.

Vers la fin d'août, on constata l'existence d'une tumeur douloureuse, située à la région épigastrique et dans l'hypochondre droit, et qui s'étendait jusque près de l'ombilic; le malade continua à se

6

lever jusqu'à la mort. Le 16 septembre, il tomba dans le coma et mourut le lendemain.

*Autopsie.* — L'autopsie montra une tumeur volumineuse et fluctuante, de forme ovalaire, située au-dessus du lobe droit du foie, avec lequel elle avait contracté des adhérences intimes; elle était placée entre les intestins et la paroi postérieure de l'abdomen, dépassait un peu à gauche la colonne vertébrale, et avait au devant d'elle le duodénum qui la contournait; elle contenait de 10 à 14 onces d'un liquide séro-sanguinolent, sans caillots, peu visqueux, sans apparence de matière grasse.

Elle mesurait 4 pouces sur 4; ses parois avaient de 1 à 3 lignes d'épaisseur, étaient membraneuses, charnues, rougeâtres; on n'y trouvait plus aucune trace du tissu normal du pancréas, cependant elle était évidemment formée par cet organe. Elle contenait de très-petits calculs, semblables à ceux que l'on rencontre ordinairement dans les ramifications du pancréas, et deux de ces petits calculs de 3 à 4 lignes de diamètre, rugueux à la surface, oblitéraient complétement l'ouverture du canal pancréatique dans le duodénum. Ils étaient composés de carbonate de chaux. Le reste du pancréas, c'est-à-dire l'extrémité gauche de l'organe, avait 2 pouces de long, était rétractée, très-dure; le canal pancréatique de cette partie de la glande s'ouvrait dans la cavité du kyste (1).

### IVᵉ OBSERVATION.

Un commis, âgé de quarante-neuf ans, sobre et d'une vie régulière, fut pris en mars 1827 des symptômes de diabète; je passe tout ce qui ne se rapporte pas au symptôme qui nous occupe. Le

(1) Bright, *Cases and observations connected with disease of the pancreas and duodenum.*

28, le malade commence à rendre par l'anus une grande quantité de matière graisseuse, jaunâtre, ressemblant beaucoup à du beurre qui se serait figé après avoir été fondu ; cette évacuation suivait celle des excréments. Le 31, il n'y avait plus d'évacuations graisseuses, mais la faiblesse et l'émaciation firent des progrès rapides, le caractère des évacuatioue devint mauvais.

Le 8 janvier, les selles graisseuses reparurent ; le malade vécut toutefois jusqu'au 1er mars, et mourut dans un épuisement complet.

*Autopsie.* — L'abdomen contenait plus d'une pinte d'un liquide couleur très-foncée. La vésicule biliaire était distendue par de la bile très-noire ; le fond de cette poche faisait saillie en avant quand on enleva les parois abdominales. Le foie offrait une couleur olive très-foncée, due à l'imprégnation de la bile. Les conduits biliaires étaient considérablement dilatés ; le conduit cholédoque était assez large pour admettre facilement le petit doigt. Sa surface interne offrait un aspect alvéoliforme ou réticulé et se terminait en cul-de-sac dans la substance altérée du pancréas.

La tête du pancréas, réunie aux glandes voisines, formait une masse globulaire dure, autour de laquelle tournait le duodénum, et à laquelle cet intestin, ainsi que le pylore, était solidement adhérent. En deux endroits où le pancréas et le duodénum étaient agglutinés ensemble par la maladie, se trouvaient deux ulcérations à bords durs et squirrheux, intéressant toute l'épaisseur de l'intestin ; l'une d'elles était de la grandeur d'un schelling, et l'autre n'était pas plus large qu'une pièce de deux sous. Le pancréas était dur et cartilagineux au toucher ; il offrait une couleur jaune et brillante. En incisant le foie, on obtenait une surface qui ressemblait à un beau porphyre vert foncé et grenu ; les conduits biliaires dilatés étaient remplis de bile, qui s'en échappait quand on les incisait.

L'estomac est légèrement injecté.

La rate n'avait aucune altération de texture ; mais sa surface extérieure était rouge, inégale par des dépositions cartilagineuses. Les intestins étaient à peu près à l'état normal ; ils avaient perdu de leur transparence, et leur tunique intime était pâle.

Les reins paraissaient sains à l'extérieur ; mais la substance tubuleuse était hypertrophiée, et dans quelques-uns des tubes s'était déposée de la fibrine ou une matière calculeuse (1).

## Vᵉ OBSERVATION.

Une femme âgée de cinquante ans entre à l'hôpital le 19 novembre 1828. Sa peau était fortement colorée en jaune ; elle était considérablement amaigrie ; ses selles étaient de la couleur de l'argile ; elle éprouvait de temps en temps de vives douleurs dans les intestins ; son urine était colorée d'une manière remarquable par la bile. Trois mois auparavant, elle avait ressenti, dans l'abdomen, des douleurs violentes accompagnées de diarrhée ; les aliments étaient rendus sans être digérés. Les douleurs n'avaient pas cessé de revenir par intervalle lorsqu'elle entra à l'hôpital ; la pression les diminuait. A cette époque, la peau était jaune depuis six semaines.

Quelques jours après, le Dʳ Bright remarque que les selles étaient couvertes de petites masses graisseuses, arrondies, plus grosses que des pois ; il les attribue à une dose d'huile de ricin que la malade avait prise, mais celle-ci affirme qu'elle avait rendu des matières semblables sans avoir pris d'huile. Elle languit jusqu'au 16 février de l'année suivante.

*Autopsie.* — Émaciation générale, mais moins avancée que dans beaucoup d'autres cas.

En plaçant la main auprès du pylore, on sentait une tumeur dure, de la grosseur d'un œuf de poule. Cette tumeur était constituée non par les glandes voisines, mais par la tête du pancréas, qui formait une masse jaune semblable à un pis de vache bouilli, presque carti-

(1) *London medic.-chirurg. trans.*, t. 18.

lagineux. Son tissu était uniformément dur et résistant ; tout le reste du pancréas participait à cette altération, mais en moindre degré. La tête du pancréas était unie d'une manière inséparable avec le duodénum ; la surface interne de cet intestin était inégale et ulcérée. L'ulcération avait causé l'érosion de toutes les tuniques. Cette surface, dans l'endroit correspondant au pancréas, était ramollie et légèrement jaune, et communiquait avec la tumeur même, qui, dans cet endroit, était ramollie et suppurait dans une étendue de la longueur d'une petite chataigne. Au milieu de l'ulcération, un petit corps faisait saillie comme un mamelon, c'était l'orifice du canal cholédoque ; ce canal était encore perméable.

Le foie avait son volume normal ; il contenait plusieurs tubercules arrondis répandus çà et là, de la grosseur d'un grain de riz à celle d'une noix muscade ; son tissu en général était sain, un peu mou.

La membrane muqueuse de l'estomac était comme spongieuse, d'une texture rougeâtre. Les intestins n'offraient rien de digne d'être noté. La rate était molle, mais saine. Les reins étaient gros et flasques (1).

## VIe OBSERVATION.

Jane Davis, âgée de vingt et un ans, entrée à l'hôpital, le 13 juillet 1831, avec un œdème des extrémités inférieures ; il y avait aussi un peu d'eau dans l'abdomen. Sa physionomie exprimait la souffrance, ses lèvres étaient de couleur pourpre, ses joues un peu jaunes. Cette femme avait vécu assez irrégulièrement.

Le 14. Évacuation abondante, spontanée, de consistance pultacée, avec absence marquée de bile, et fétide. A la surface du vase de nuit, et surtout vers les bords, on voyait une écume mince, semblable à une couche de graisse qui se serait rassemblée et figée ; la portion la plus liquide dans le vase était légèrement teinte de sang, quelques portions parurent purulentes.

(1) *Archives générales de médecine,* t. 4; 1834.

L'embonpoint diminua de plus en plus ; les selles continuèrent à être copieuses, fétides, d'une couleur d'argile, et recouvertes de pellicules de graisse. La malade mourut le 19 du même mois.

*Autopsie.* — Tout le corps était manifestement coloré par la bile. On trouva dans l'intérieur des intestins des excroissances fongueuses (*fungoid*), et des ulcérations qui étaient répandues à intervalles inégaux, depuis le pylore jusqu'au colon. Les reins étaient sains, l'utérus aussi.

Le pancréas était l'organe le plus malade. Il formait une masse dure près de la tête, puis une portion de sa substance était saine ; il présentait une autre tumeur également dure près de la rate, et enfin il se terminait par une portion saine peu étendue : de telle sorte qu'il était occupé par deux tubercules fongoïdes, qui intéressaient les deux tiers de sa substance. Ces masses dégénérées avaient fait disparaître la disposition lobulaire de la glande (1).

Aucun des auteurs, dans les observations citées, ne sait à quoi rattacher ce symptôme : présence de matières grasses dans les fécès. Bright seul, en éliminant successivement les caractères fournis par les maladies, se renferme dans cette limite : le symptôme est probablement causé par une affection cancéreuse de la portion de pancréas qui avoisine le duodénum, et par l'ulcération de même nature du duodénum ; puis il termine son mémoire en se hâtant de dire qu'il est loin lui-même de croire certain ce qu'il vient d'avancer.

Pour nous, dans l'état actuel de nos connaissances, nous pouvons présenter ces observations comme types, comme caractères essentiels des affections chroniques du pancréas. L'autopsie vient surtout à l'appui.

Ce sont des expériences accidentellement produites par la maladie, et qui correspondent autant que possible aux expériences que nous avons instituées sur les animaux.

(1) *Archives générales de médecine*, t. 4; 1834.

### Deuxième Groupe.

Iʳᵉ OBSERVATION. — M. Pearson (1) a montré une pauvre femme qui avait des déjections huileuses; elle avait ordinairement la diarrhée, et de grandes douleurs précédaient les évacuations; les fécès étaient pâles et dépourvues d'odeur; elle rendait journellement deux onces de graisse et une once d'huile, mais la quantité d'huile variait considérablement.

*Autopsie.* — On ne trouve aucune trace de lésion dans l'appareil alimentaire, dans les organes urinaires; le foie était sain dans sa structure, très-gros et pâle, dépourvu de bile, ainsi que la vésicule biliaire, qui contenait un mucus épais et graisseux peu inflammable.

IIᵉ OBSERVATION. — Le Dʳ Prout rapporte qu'une jeune femme rendait, quelques mois avant sa mort, une grande quantité de matière grasse dans ses excréments.

*Autopsie.* — Le cœcum est très-épaissi, et la membrane muqueuse d'une portion considérable du colon ulcérée.

Les autres viscères de l'abdomen étaient sains.

Les Dʳˢ Pearson et Prout ne parlent pas du pancréas, qu'ils avaient probablement oublié.

### Troisième Groupe (2).

Iʳᵉ OBSERVATION. — Mallenbrocus (3) raconte qu'il a vu à Hall, où il exerçait, un individu rendre pendant deux années des matières

---

(1) Elliotson, loc. cit., obs. 13.

(2) Ces observations sont recueillies par Elliotson, loc. cit.

(3) *Éphémérides* de 1671, obs. 20.

grasses par les intestins (*materiam pinguem*), semblables à de la graisse de bœuf.

Le malade est devenu maigre et faible, et mourut de tympanite.

II<sup>e</sup> OBSERVATION. — Mœbius (1) fait mention d'une semblable déjection quotidienne exactement semblable à de la graisse humaine (*materiam humana pinguedini plane similem*) chez une femme morte de marasme.

III<sup>e</sup> OBSERVATION. — Dans les *Essais médicaux d'Édimbourg* (t. 5, part. 2), on trouve l'observation d'un tisseur, âgé de quarante ans, qui tomba malade à la suite d'un effort violent. Trois mois après cet accident, il s'aperçut qu'il rendait avec les excréments une substance blanchâtre, analogue à de la graisse de chandelle ou à la moelle durcie, composée de petits globules se fondant à la chaleur. Quelques jours après, il observe quelques petits morceaux de la même substance; on ne dit rien de plus sur ce malade.

IV<sup>e</sup> OBSERVATION. — Le D<sup>r</sup> William Scott (2), d'Howich, raconte le cas suivant : En 1777, une bonne, de vingt à vingt-cinq ans, en coupant du blé, fut prise de violentes douleurs à l'estomac, de violentes coliques ; elle rendit par les selles une grande quantité de matière grasse. Jetée dans le feu, cette substance brûlait comme de la graisse, à quoi elle ressemblait sous tous les rapports. Après avoir rendu pendant trois semaines de cette matière grasse, elle recouvra complétement la santé.

V<sup>e</sup> OBSERVATION. — Le D<sup>r</sup> Babington, dans une lettre à sir Everard Home, publiée dans les *Transactions philosophiques* (part. 2, p. 150), raconte l'observation d'une dame qui avait souffert pen-

---

(1) *Éphémérides*, etc.

(2) *Duncan medic. comm.*, vol. 14, p. 354.

dant quelques années de ce qu'on croyait être des calculs biliaires. On lui conseilla de prendre 2 à 3 onces d'huile d'olive à la fois ; on trouva alors dans les matières fécales des concrétions globulaires de la grosseur d'un grain de raisin, d'un aspect crémeux, un peu transparentes, se laissant couper comme de la cire, et fondant à la chaleur. M. Brande dit qu'elles étaient formées de mucus et d'huile d'olive.

Sir Everard Home, Brande et Babington, les considèrent comme venant du dehors ; pourtant ce dernier, se rappelant les faits rapportés par quelques auteurs, faits dans lesquels l'huile est incontestablement d'origine interne, est convaincu que ces concrétions sont fournies par un état morbide, et comme l'huile fine végétale ne peut pas être facilement distinguée de l'huile animale, il croit que la matière grasse n'est pas seulement de l'huile d'olive.

VIe OBSERVATION. — Au muséum du Collége des médecins, se trouvent plusieurs morceaux de graisse rendus par une jeune femme qui présentait des symptômes d'irritation intestinale. Voici le cas rapporté par le Dr Turner :

« Les concrétions de graisse ou d'adipocire que j'ai présentées au muséum ont été rendues par les intestins à l'état solide sous la forme qu'elles présentent actuellement ; quelques-uns ressemblent tellement à des amandes débarrassées de leur pellicule, que j'ai cru d'abord que c'en était. Cette femme est hystérique ; à l'époque où elle rendait ces matières, elle prenait des purgatifs ; 4 à 8 de ces substances furent rendues journellement pendant plus d'une semaine et n'ont plus reparu. »

VIIe OBSERVATION. — Tulpius (1), dans son charmant petit livre d'Observations médicales, raconte le fait suivant :

---

(1) Nicolaï Tulpi Obs. med., 1685.

7

*Fat Discharged every day from the Bowels.* — Althea Epicornia, femme délicate et grêle, fréquemment indisposée, rendit pendant plus de quatorze mois, tous les jours, une grande quantité de graisse jaune, qui restait sur les matières fécales comme du beurre fondu, et en quantité suffisante pour que, si elle avait été recueillie, elle puisse remplir plusieurs vases (*replere aliquot vascula*); jetée dans le feu, elle produit ue flamme vive, et lorsque les matières fécales sur lesquelles elle se trouve sont refroidies, elle prend la consistance de graisse solide.

VIII⁰ OBSERVATION. — Élisabeth Reyder, âgée de quatre ans, assez bien portante pendant les premiers mois de sa vie, devint maigre et sujette à la jaunisse; à un an et demi, son ventre était tuméfié; à trois ans, sa mère remarqua qu'elle rendait de la graisse à l'état liquide, qui se figeait en refroidissant.

Depuis lors, elle a constamment rendu à des intervalles de quelques jours des quantités de 1 à 2 onces de graisse, quelquefois pure, d'autres fois mêlée aux fécès. Au moment où cette matière est rendue, elle a une apparence jaune et fluide comme de l'huile. (*Phil. trans.*, 1813).

IX⁰ OBSERVATION. — Tulpius (loc. cit.) raconte un cas dans lequel la graisse fut rendue par les intestins et la vessie.

M. A., aubergiste, eut des déjections de graisse et par les intestins et la vessie, sans fièvre, sans émaciation. Pourtant, à la fin de la maladie, la mort ne trouva qu'un corps tout à fait desséché (*ut mors in ipsa vix quiquam repererit, præter ex succum ac aridum cadaver*).

X⁰ OBSERVATION. — Le Dᵣ Pearson (Elliotson, loc. cit.) a fourni l'observation suivante: Mᵐᵉ V. était atteinte d'une maladie du foie. Au bout d'un certain temps, on remarqua dans les évacuations une substance concrète, d'apparence graisseuse et non colorée par la bile; de l'huile aussi passait par l'intestin à l'état liquide et se figeait promptement. La malade émaciée mourut le 29 octobre.

Mise sur le feu, cete matière s'enflammait ; mélangée avec un alcali, elle formait un bon savon ( *a good soap* ).

Voilà tout ce que j'ai pu recueillir d'observations. Dans toutes, on retrouve ce caractère essentiel : présence de matière grasses dans les fécès.

Toutefois cette non-digestion des graisses n'est pas, comme on pourrait le croire, un phénomène que je donne comme constant. La toux peut bien manquer dans la pneumonie ; mais, chaque fois que ce symptôme existera, on saura d'une façon certaine son origine et sa cause. Quoique je ne puisse donner que 6 observations bien complètes avec l'autopsie cadavérique, les caractères communs semblables , perçus pendant la vie dans toutes les autres, me permettent, je crois, de les rattacher les unes et les autres à une affection identique, à l'altération du pancréas.

---

Ma tâche est accomplie. Dans l'avenir, je me propose de poursuivre cette étude ; j'espère que, dans le présent, mon mémoire aura pour but d'appeler l'attention des pathologistes sur cette maladie, pour résultat de lui donner, dans un cadre nosographique, la place qu'elle mérite.

# EXPLICATION DES PLANCHES.

## Étude de la structure.

*Fig.* 1. — Pancréas de grandeur naturelle, disséqué de manière à montrer la disposition des conduits et leur abouchement dans le duodénum.

*A.* Orifice du canal pancréatique principal, visible après l'ouverture de l'ampoule qui lui est commune avec le canal cholédoque.

*A'.* Orifice du conduit cholédoque.

*B.* Orifice dans l'intestin du petit conduit pancréatique, qui par anomalie s'ouvre au-dessous du conduit principal au lieu de s'ouvrir au-dessus.

*C.* Communication anormalement développée des deux conduits pancréatiques.

*D.* Conduit principal ou conduit de Wirsung.

*dd'* Conduits de second ordre.

*bb'.* Lambeaux renversés de l'ampoule d'abouchement des deux conduits cholédoque et pancréatique.

*E.* Duodénum ouvert.

*e.* Conduit cholédoque.

*Fig.* 1 *bis.* — Coupe chématique de l'intestin et des conduits cholédoque et pancréatique pour montrer leur mode d'abouchement dans l'ampoule qui leur est commune.

*AA.* Canal cholédoque et pancréatique ouvert.

*B.* Ligne d'adossement des deux conduits.

*C.* Cavité de l'ampoule ouverte, dans laquelle ils se réunissent.

*D.* Orifice de communication entre l'ampoule et la cavité intestinale.

*E.* Muqueuse intestinale.

*Anatomie microscopique.*

*Fig.* 2. — Pancréas et cellules épithéliales chez le chien.

*Fig.* 2 *bis.* — Gaines épithéliales des culs-de-sac des glandes de Brunner chez le chien.

*a.* Cellule isolée de ses gaines épithéliales.

*Fig.* 3. — Glande parotide et cellules épithéliales chez l'homme.

*Fig.* 4. — Glandes de Brunner et cellules épithéliales chez l'homme.

*a. b. d.* On voit dans les culs-de-sac le noyau des cellules de l'épithélium ; mais les contours de celles-ci ne sont ordinairement bien visibles que lorsqu'elles sont isolées, comme en *c.*

# ÉTUDE DE LA STRUCTURE.

Il résulte des recherches faites par M. Robin, qui ne sont pas encore publiées, mais que je lui ai entendu depuis longtemps exposer dans ses cours, que les glandes présentent différentes particularités relativement à leur épithélium, suivant les conditions physiologiques dans lesquelles elles se trouvent.

La disposition des culs-de-sac bien que restant la même, il peut résulter cette particularité de la disposition de l'épithélium, des différences assez marquées pour pouvoir être reconnues lorsqu'on a étudié comparativement toutes les glandes de l'économie ; c'est ainsi, par exemple, qu'on peut voir les culs-de-sac mammaires tapissés d'un épithélium à l'époque où la lactation n'est pas encore active, très-manifeste, comme dans les derniers mois de la grossesse ; tandis que cet épithélium manque complétement dans la plupart des culs-de-sac glandulaires, lorsque la lactation est dans sa période d'activité la plus grande.

On observe des particularités analogues, bien que dans des limites plus restreintes, dans toutes les glandes du tube digestif. Si ces différences sont moins tranchées, elles sont, par contre, visibles à des intervalles beaucoup plus rapprochés, en raison des alternatives de repos et d'activité des organes glandulaires de cet appareil, surtout lorsqu'on soumet les animaux à des abstinences prolongées, pour les rendre plus frappantes.

M. Robin et moi avons pu, par des recherches qui nous sont propres, vérifier ces faits, en étudiant comparativement les glandes salivaires et pancréatiques chez des animaux à jeun ou tués pendant la digestion.

Ceci fera l'objet d'une communication plus étendue à la Société de biologie.

Voici les faits que nous avons observés :

Chez les animaux à jeun, ainsi que M. Bernard l'a constaté le premier, le pancréas est blanc, opaque ; son tissu ressemble assez, par suite de sa disposition lobulée, au lobe graisseux de l'épiploon des animaux dont la graisse est blanche.

Le tissu en est sec, bien que friable.

Chez un animal tué pendant que la sécrétion pancréatique est active, le tissu conserve, même un jour ou deux après la mort, une coloration d'un gris rose assez vif ; il est fréquemment plus imbibé de liquide ; il est alors plus mou que le pancréas de l'animal à jeun, mais il est un peu moins friable.

Si l'on tue un animal à l'époque où la digestion vient de finir, environ quatre à cinq heures après, le tissu du pancréas présente des caractères qui tiennent le milieu sous tous les rapports, coloration, consistance, etc., entre les deux cas extrêmes précédents.

On sait que le tissu de cet organe est formé de lobes ou de lobules, qui se subdivisent en un certain nombre d'acini ; ceux-ci sont déjà visibles à l'œil nu, ils sont formés par la réunion de vingt à trente culs-de-sac, et même au delà. Les culs-de-sac vont se jeter les uns dans les autres, pour se continuer en se réunissant avec les conduits excréteurs de la fig. 1, *D*, *dd'*.

Chacun des culs-de-sac, pris à part, est constitué de la manière suivante : fig. 2, *b*, *c*, *d*, *e*.

Leur diamètre varie entre 40 et 70 millièmes de millimètre ; ils sont cylindriques ou un peu aplatis, par suite de la pression réciproque ; leur fond, ou terminaison en cœcum, est arrondi.

Ces culs-de-sac ont une paroi extrêmement mince et d'une grande délicatesse ; elle est homogène, incolore ; elle n'est bien visible que sur la périphérie du cul-de-sac et sa terminaison, ou dans toute la portion libre.

La face interne de ces culs-de-sac est tapissée par un épithélium de forme pavimenteuse, à angles arrondis, de sorte que certaines cellules sont plus ou moins régulièrement ovoïdes ; fig. 2, *a*.

On peut voir ces gaines de l'épithélium dont nous parlons tout à fait libres, ayant été arrachées des tubes qu'elles tapissaient pendant les dilacérations nécessaires pour faire la préparation.

Ces épithéliums sont tous pourvus d'un noyau, il n'est pas rare même d'en trouver deux dans une même cellule; particularité qu'il faut signaler, car elle n'existe pas dans toutes les glandes, et, comme on sait, ne se rencontre que très-accidentellement dans les épithéliums tégumentaires, comme dans l'épithélium de l'œsophage ou aux lèvres du col de l'utérus, ainsi que l'a remarqué M. Robin.

Le diamètre de ce noyau est de 5 à 7 millièmes de millimètre, pendant que celui des cellules est de 20 à 30 millièmes.

Chacun d'eux est sphérique ou très-légèrement ovoïde, et pourvu d'un petit nucléole, qui manque pourtant dans quelques-uns, quoique rarement.

Les particularités qui nous restent maintenant à noter sont relatives aux différences signalées tout à l'heure sur les organes pris pendant ou après la digestion.

Chez les animaux à jeun depuis un certain temps, les cellules d'épithélium sont extrêmement granuleuses, ce qui les rend très-opaques; aussi, lorsqu'on examine un cul-de-sac entier, les noyaux contenus dans les cellules ne sont pas toujours visibles (fig. 2). Ce n'est que par la dilacération que ces cellules, isolées les unes des autres, et chacune prise isolément, laissent apercevoir le noyau. Il faut noter encore que, par suite de cette opacité, les contours des cellules pressées les unes contre les autres dans les culs-de-sac ne sont pas visibles ou se voient difficilement, surtout quand les granulations sont assez abondantes pour masquer les noyaux.

La partie centrale des culs-de-sac qui n'est pas remplie par l'épithélium est au contraire remplie de granulations moléculaires, qui ne sont pas contenues dans des cellules, mais assez fortement adhérentes les unes avec les autres, plus ou moins toutefois, suivant les individus. Cet état granuleux et opaque des cellules d'épithélium rend l'étude de cette glande beaucoup plus difficile que celle des autres glandes salivaires, et mammaires par exemple, principalement chez l'homme, le porc et le bœuf ; surtout quand, en même temps, se trouvent des vésicules adipeuses répandues entre les acini ou les culs-de-sac.

Cet état granuleux est en rapport avec la disposition extérieure du tissu que nous avons noté chez l'animal à jeun.

Avec les particularités notées tout à l'heure sur le pancréas de l'animal tué pendant la digestion, on observe que les cellules de l'épithélium, tout en étant granuleuses, comme dans le cas que nous venons de citer, le sont pourtant moins et un peu plus transparentes, ce qui tient au moindre nombre des granulations contenues dans leur épaisseur. En outre, ces cellules sont plus régulièrement polyédriques et plus aplaties que chez l'animal à jeun.

La couche d'épithélium paraît moins épaisse à la surface interne des tubes, et la partie centrale de ceux-ci, remplie par des granulations, en renferme pourtant moins que dans les cas notés précédemment ; et surtout ces granulations sont plongées dans un milieu liquide, au lieu d'être maintenues réunies en une masse demi-solide.

Quant aux glandes salivaires, sans vouloir entrer à leur égard dans d'aussi grands détails que pour les précédents, nous signalerons pourtant les particularités suivantes.

Sur les animaux tués pendant la digestion ou immédiatement après avoir mangé, leur tissu est manifestement un peu plus humide que dans les glandes de l'animal à jeun.

Quand à la structure intime, on sait que les glandes salivaires sont aussi des glandes en grappes comme le pancréas ; mais elles en diffèrent sous plusieurs rapports, d'abord sous celui de la résistance des parois des culs-de-sac, qui est ici bien plus grande que dans le premier cas, en même temps l'ensemble des culs-de-sac est bien plus transparent.

Les cellules qui tapissent ces culs-de-sac sont un peu plus petites, leur noyau également. Celui-ci n'est pas sphérique, il est un peu

8

ovoïde, à contours légèrement ondulés. Il n'y a également qu'un seul noyau dans chaque cellule, tandis que nous en avons noté souvent deux dans les cellules du pancréas.

Contrairement à ce que nous avons vu dans le pancréas, c'est pendant la digestion que les culs-de-sac salivaires de la glande parotide présentent un degré d'opacité un peu plus grand que pendant l'abstinence, ce qui est dû à la prédominance des granulations moléculaires dans les cellules. Cette particularité, assez notable chez quelques individus, ne l'est pourtant pas au même degré chez tous.

Il faut noter en outre que, hors l'état de digestion, les cellules paraissent nettement pavimenteuses, c'est-à-dire que leurs contours sont parfaitement visibles, elles peuvent être assez facilement isolées. Elles sont néanmoins comme toujours assez molles, et bien qu'elles ne présentent pas de cavité distincte de la paroi, bien qu'elles aient une égale densité au centre et à la surface, elles peuvent être écrasées de manière que leur noyau soit mis en liberté.

Pendant la mastication, ou chez l'animal très-immédiatement après, les cellules sont plus molles, souvent plus granuleuses, à contours moins nettement limités. De plus, on trouve certains culs-de-sac dans lesquels les noyaux sont manifestement plongés à une petite distance les uns des autres, dans l'épaisseur d'une matière amorphe, granuleuse, qui n'est pas augmentée en cellules, comme elle l'est pendant la digestion.

C'est dans ces circonstances que les culs-de-sac des glandes salivaires paraissent tapissés d'un épithélium nucléaire dont les éléments sont distincts les uns des autres, et maintenus réunis par cette matière amorphe dont nous venons de parler.

Les glandes sous-maxillaires ont au contraire, dans tous les cas, un épithélium dont la délimitation est bien tranchée.

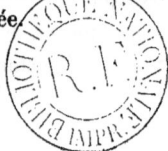

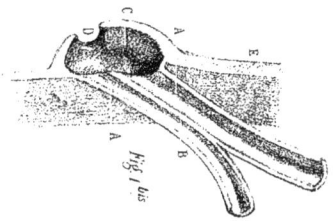

Fig 1 bis .

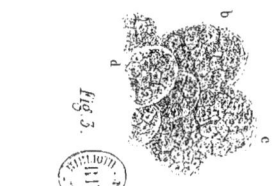

Fig 3.

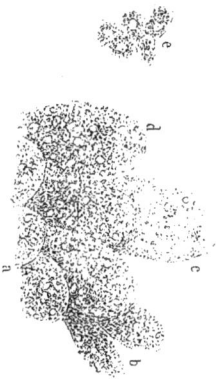

Fig 4.

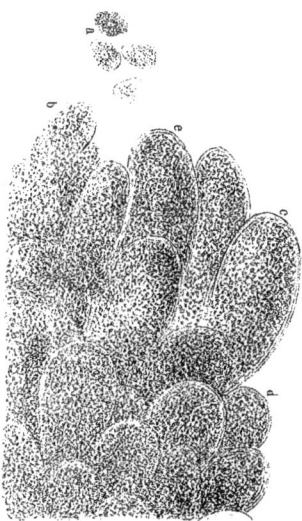

Fig 2.

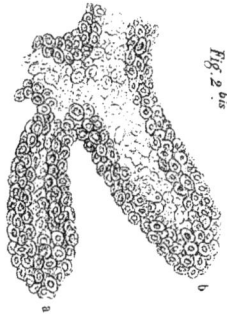

Fig 2 bis

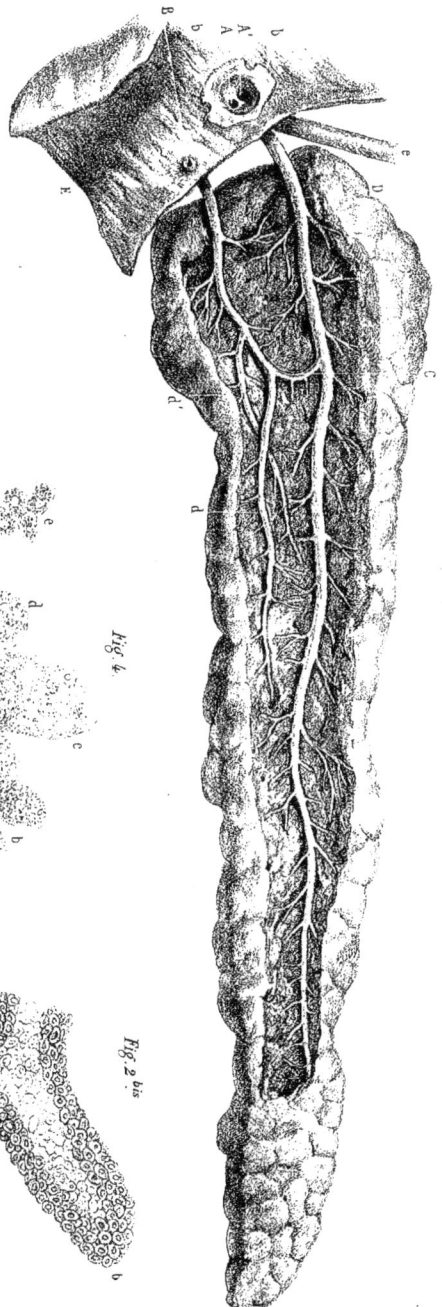

Fig 1.

www.ingramcontent.com/pod-product-compliance
Lightning Source LLC
Chambersburg PA
CBHW050539210326
41520CB00012B/2637